CONTRIBUTION A L'ÉTUDE

DE LA

PROTHÈSE IMMÉDIATE

UN CAS DE RHINOPLASTIE

SUR APPAREIL PROTHÉTIQUE PERMANENT

OBSERVATION COMMUNIQUÉE A LA SECTION D'ODONTOLOGIE
DU XIᵉ CONGRÈS INTERNATIONAL DE MÉDECINE ET DE CHIRURGIE, TENU
A ROME AU MOIS DE MARS 1894

**Précédée d'une Lettre ouverte à MM. les Médecins
de la Région**

PAR

I. MENDELSSOHN (de Montpellier)

Chirurgien-Dentiste, Elève du Docteur Magitôt
Ex-Chef de Clinique du Docteur Th. David (de Paris)
Ex-Principal opérateur du Docteur Guénard (de Bordeaux)

MONTPELLIER

TYPOGRAPHIE ET LITHOGRAPHIE CHARLES BOEHM
10, Rue d'Alger, 10

1897

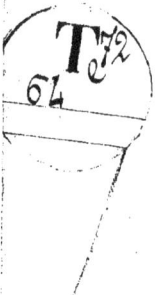

CONTRIBUTION A L'ÉTUDE

DE LA

PROTHÈSE IMMÉDIATE

UN CAS DE RHINOPLASTIE

PAR APPAREIL PROTHÉTIQUE PERMANENT

OBSERVATION COMMUNIQUÉE A LA SECTION D'ODONTOLOGIE
DU XI° CONGRÈS INTERNATIONAL DE MÉDECINE ET DE CHIRURGIE, TENU
A ROME AU MOIS DE MARS 1894

**Précédée d'une Lettre ouverte à MM. les Médecins
de la Région**

PAR

I. MENDELSSOHN (de Montpellier)

Chirurgien-Dentiste, Elève du Docteur Magitôt
Ex-Chef de Clinique du Docteur Th. David (de Paris)
Ex-Principal opérateur du Docteur Guénard (de Bordeaux)

MONTPELLIER

TYPOGRAPHIE ET LITHOGRAPHIE CHARLES BOEHM
10, Rue d'Alger, 10

1897

LETTRE OUVERTE

A MESSIEURS LES MÉDECINS DE LA RÉGION

L'observation présentée dans cette communication est un exemple de ce que la chirurgie aseptique, aidée de la prothèse mécanique perfectionnée, peut réaliser pour corriger et combler une perte de substance dans une région où toutes les parties sont également importantes au point de vue fonctionnel et esthétique. Les perforations palatines et nasales, les effondrements et destructions du nez consécutivement à la syphilis héréditaire ou acquise, à des nécroses, à un épithélioma complètement extirpable, au lupus guéri, les affections des maxillaires qui ont nécessité des résections plus ou moins étendues, les lésions traumatiques surtout, fournissent des indications variées et délicates à la prothèse plastique. Ces dernières, qu'elles soient dues à des traumatismes accidentels ou industriels, ou à des tentatives de suicide par armes à feu, comptent d'ailleurs parmi celles qui offrent à la restauration prothétique le plus vaste champ d'action avec le maximum de résultats thérapeutiques. Malheureusement, les pertes de substance de ce genre, où l'intervention porte uniquement sur des tissus et un squelette sains, sont les plus rares ; mais, s'il survenait une guerre continentale, il est probable qu'avec l'armement européen, dont les progrès sont parallèles à ceux de la civilisation et de la science contemporaines, il y aurait en peu de temps un grand nombre de blessés de tête qui trouveraient seulement dans le mode de traitement en question l'unique remède à leur infirmité physique.

On doit donc, dans la crainte d'être un jour dans la nécessité de rendre service à des malades incurables par d'autres procédés opératoires, chercher à perfectionner et à vulgariser la méthode de la prothèse immédiate, méthode admirable de chirurgie réparatrice, créée en France et de toutes pièces par M. le docteur Martin, de Lyon.

C'est dans ce but purement scientifique et humanitaire que je publie cette observation. Plusieurs fois, j'ai eu l'honneur d'être appelé dans les services de clinique des hôpitaux de Montpellier, par MM. les professeurs Dubrueil, Tédenat et Forgue, pour appliquer divers appareils et réparer par des pièces métalliques des pertes de substance. Placé dans les meilleures conditions d'installation et d'outillage mécaniques, quelle que soit la forme sous laquelle se présente l'indication à réaliser, je me mets à la disposition des médecins qui auraient dans leur clientèle privée ou hospitalière des malades pouvant bénéficier de la prothèse. Avec le même empressement encore, et avec un égal intérêt, je construirais des obturateurs palatins pour fissures congénitales ou acquises de la voûte et du voile du palais, ou des appareils à fracture pour le maxillaire inférieur, dont j'ai fait plusieurs applications dans les hôpitaux de Montpellier et dans ma clientèle privée ; les appareils de ma construction sont d'ailleurs préférables à ceux décrits dans les ouvrages de petite chirurgie et dont le nombre témoigne de l'imperfection ; par mon procédé, en effet, le malade peut parler et mastiquer, la fronde de Bouisson est utile mais non nécessaire, la pièce extra-buccale prenant point d'appui sous le menton et augmentant l'écoulement de la salive hors de la bouche est supprimée et la consolidation fragmentaire a lieu sans le moindre déplacement dans la continuité de l'arcade dentaire.

Je ne ménagerai ni mon temps ni ma peine. Et il va sans dire que je continuerai comme par le passé à m'appliquer aussi volontiers à rendre service aux malades indigents, me désintéressant complètement de la dépense occasionnée par les matériaux de construction nécessaires.

Je serais donc reconnaissant à Messieurs les Docteurs de vouloir bien me mettre à contribution dans le cas où ma longue expérience de la mécanique prothétique et mon outillage, adapté à tous les besoins et à toutes les formes de la prothèse, pourraient être à leurs malades de quelque utilité.

CONTRIBUTION A L'ÉTUDE

DE

LA PROTHÈSE IMMÉDIATE

UN CAS DE RHINOPLASTIE

SUR APPAREIL PROTHÉTIQUE PERMANENT

(Observation communiquée à la Section d'Odontologie du XIe Congrès international de Médecine et de Chirurgie, tenu à Rome au mois d'Avril 1894[1].)

La rhinoplastie totale, malgré le perfectionnement continuel de ses procédés, a abouti, de tout temps, à des résultats peu satisfaisants au point de vue plasti-

---

[1] Cette communication a eu la faveur d'être reproduite dans plusieurs journaux professionnels en France et à l'Etranger, notamment dans : les *Bulletins et Actes de la Société des dentistes du Sud-Ouest*, Bordeaux, 1894; Le *Progrès dentaire*. Paris, 1895 ; en Espagne l'*Odontologia de Cadix*, 1894 ; en Italie *Atti dell XIe Congresso medico internazionale*, Roma, 29 Marzo, 1894. *Giornale di corrispondenza dei Dentiste* organo ufficiale della societa Odontologica Italiana, Milano, 1894 ; en Allemagne *Correspondenz-Blatt für Zahnärzte* « Ein vierteljährlicher Bericht über die Neuesten Erfahrungen der Zahnheilkunde und Zahntechnik, Berlin, 1894 ».

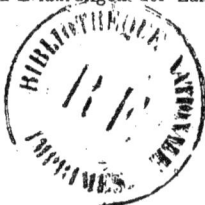

que, et, si avant l'opération, le malade était horrible, comme le disait Verneuil d'un de ses opérés, après, il n'était que très laid ; on substituait une infirmité ridicule à une infirmité dégoûtante. Aussi, cette opération est-elle restée longtemps en discrédit auprès des chirurgiens de tous les pays.

« L'autoplastie, dit le professeur Ollier, dans sa préface au livre du Dr Martin sur la prothèse immédiate, ne peut pas dépasser certaines limites ; la greffe animale, malgré les horizons nouveaux que l'expérimentation lui a ouverts depuis trente ans, rencontre à chaque instant des obstacles insurmontables pour les cas où, seule, elle serait théoriquement applicable. La prothèse a encore un immense champ devant elle ; elle restera toujours le moyen nécessaire pour combler certains déficits ou masquer certaines pertes de substances.

» A la face, c'est par sa combinaison avec l'autoplastie qu'elle doit rendre les plus grands services, soit qu'elle se dissimule sous les lambeaux cutanés qu'elle a pour but de modeler ou de soutenir, soit qu'elle substitue franchement et à ciel ouvert un appareil de même forme et de même couleur à l'organe que la chirurgie plastique a été impuissante à restaurer ou n'a pu refaire qu'en partie.

» Depuis cinquante ans, l'art de réparer les défectuosités des arcades dentaires de la voûte palatine et du voile du palais a fait d'incessants progrès, et, *dans tous les pays, des dentistes habiles ont souvent découragé les chirurgiens qui essayaient de lutter avec eux par la reconstitution autoplastique des organes absents ou malformés.*

» L'ablation et les résections des maxillaires ont donné lieu à l'invention de nombreux appareils prothétiques qui témoignent de l'ingéniosité et de l'habileté de leurs auteurs, en rendant les plus utiles services au point de vue orthopédique et fonctionnel.

» La prothèse était jusqu'ici mise en œuvre à un moment plus ou moins éloigné de l'opération ; aujourd'hui elle fait partie de l'opération elle-même ; c'est le temps intermédiaire entre l'ablation de l'os et la suture de la peau. Les avantages de cette manière de faire sont tellement évidents qu'il est inutile de les faire ressortir ».

C'est grâce à la perfection et au secours de *la prothèse effectuée avec des matières aseptiques incorruptibles et inattaquables*, que la rhinoplastie totale vient d'être tirée du discrédit dans lequel elle était restée si longtemps.

En 1874, lors de la discussion sur la rhinoplastie complète, ouverte devant la Société de chirurgie de Paris, tous les membres furent à peu près unanimes à reconnaître combien les résultats esthétiques étaient peu satisfaisants.

Au Congrès de Paris, en 1878, l'opinion du Dr Letiévant n'a pas été plus favorable.

Toutes les méthodes, italienne, indienne ou autres, dit-il, sont impuissantes quand il s'agit de rhinoplastie totale ; tous les nez, de différentes confections, s'affaissent, s'écrasent.

Bouisson, de Montpellier, dit le professeur Forgue, a bien compris que ce qu'il manque aux nez de confection chirurgicale, c'est une charpente de soutènement. Il conseillait donc, pour prévenir l'aplatissement de la voûte cutanée privée de soutien, de conserver, autant que possible, le squelette cartilagineux du nez, et de faire un support latéral aux lambeaux avec les portions saines de fibro-cartilages des ailes du nez.

Mais, ajoute le professeur Forgue, les préceptes sont excellents et la conservation avantageuse ; est-elle toujours réalisable ?

« A l'heure actuelle, la syphilis, mieux et plus précocement traitée, ne nous fournit que de bien rares occasions de rhinoplastie. C'est le lupus, c'est l'épithélioma qui sont les causes les plus fréquentes de destruction nasale. Or, si l'on peut voir, chez maints lupiques, la cloison partiellement conservée, les ailes des narines, en revanche, souvent échancrées, rongées, ne peuvent plus compter comme moyen de soutènement. Au surplus, il ne saurait être question de rhinoplastie que chez les lupeux gravement mutilés ; or, dans ces formes, la tuberculose a souvent eu le temps d'entamer et de détruire le squelette cartilagineux du nez. »

M. Forgue fait les mêmes observations pour l'épithélioma.

« Quand un cancéreux nous arrive porteur d'une lésion telle que la rhinoplastie totale soit nécessaire, dit-il, il y a bien des chances pour que les cartilages des ailes soient atteints et inconservables, et même pour que le cartilage de la cloison, compris dans la néoplastie, doive être excisé sur une étendue telle que la portion restante devienne insuffisante à dessiner une saillie nasale de galbe acceptable. Toute intention conservatrice s'efface d'ailleurs, en matière de cancer, devant ce précepte impératif : *Enlever tout ce qui est suspect.*»

Bouisson, Delpech, Denucé, Letiévant, Muchon, Ollier, Poncet, Verneuil et tant d'autres chirurgiens ont eu l'idée de soutenir, pendant un temps plus ou moins long, le nez après la rhinoplastie, soit par des supports et des viroles en métal, en gutta ou en caoutchouc durci, soit par de petits ballons à air.

Mais c'est à l'esprit inventif du Dr Martin, de Lyon, qu'appartient l'heureuse idée d'appliquer un appareil prothétique, une charpente artificielle fixée à demeure sur les pourtours osseux de l'antre, et destinée à soutenir le lambeau nasal ; ce n'est que par ce moyen qu'on assure la correction et la stabilité du résultat plastique de la rhinoplastie.

Je n'ai pas à insister, Messieurs, sur le mode opératoire adopté par M. le professeur Forgue ; vous le trouverez décrit magistralement dans un article paru dernièrement dans les *Archives provinciales de chirurgie* [1].

J'ai hâte d'arriver au fait clinique et à la description de l'appareil, qui font l'objet de cette communication.

---

[1] Tom. II, nᵒ 12. Paris, 1ᵉʳ décembre 1893.

*Observation, description et fixation de la charpente
nasale.* — Le 29 août 1892, je fus invité par M. Forgue
à voir, à l'hôpital suburbain, dans le service de M. le
professeur Tédenat, un homme âgé de 52 ans, berger
cévenol, porteur d'une tumeur végétante et ulcérée du
nez, présentant la grosseur d'une petite mandarine.

Il s'agissait, d'après le Dr Forgue, d'un épithélioma
à marche rapide. L'examen anatomo-pathologique, pra-
tiqué après l'ablation de la tumeur, a démontré l'exac-
titude du diagnostic.

Il fut décidé que le 31 août, au matin, le malade
serait opéré.

Je n'avais pas de temps à perdre pour confectionner un
appareil prothétique selon l'idée du Dr Martin, de Lyon.

Cet appareil est une sorte de charpente en platine
iridié à quatre branches, d'une épaisseur de trois
dixièmes de millimètre.

Des quatre branches, deux sont médianes et deux
latérales. Les deux médianes sont représentées par les
deux extrémités d'une lame incurvée en gouttière qui,
estampée en haut, sur les os propres du nez, représente,
à sa partie moyenne, le modèle des cartilages nasaux,
tandis que par sa portion inférieure elle s'incurve pour
constituer le lobule du nez, puis la sous-cloison, pour
venir enfin s'appuyer par l'extrémité inférieure échan-
crée sur l'épine nasale antérieure. Du milieu de la concavité de l'échancrure part, en plus, une tige en platine
iridié, de six millimètres de long, qui s'enfonce dans un
trou foré sur l'épine nasale elle-même. Au niveau de la

saillie formant le lobule du nez, la plaque présente une largeur plus grande proportionnelle au lobule que l'on veut reconstituer.

Par son extrémité supérieure, non seulement elle s'appuie sur les os propres du nez, mais elle est encore fixée à l'ethmoïde par des fils en platine iridié qui se branchent sur la lame perpendiculaire interne, à douze millimètres de l'extrémité supérieure libre. Ces deux fils s'engagent sous les os propres du nez et étreignent la lame perpendiculaire de l'ethmoïde, au niveau de sa partie antérieure, légèrement renflée, qui est la plus résistante.

Les deux branches latérales, d'une largeur de sept millimètres, partent de la lame moyenne sur laquelle elles sont soudées à l'or fin, à deux centimètres au-dessus du coude répondant au lobule, pour aller se fixer sur le point le plus inférieur du bord antérieur de l'apophyse montante du maxillaire supérieur. Elles sont aussi estampées en gouttières, et je m'appliquai à les rendre sinueuses pour rappeler le relief normal des ailes du nez. Chacune des extrémités inférieures est taillée en biseau pour bien s'adapter à la saillie du bord de la branche montante, et, comme pour la branche inférieure de la lame médiane, elles se terminent par des tiges de fixation en platine iridié qui s'enfoncent dans un trou foré dans l'os perpendiculairement à sa surface.

La branche médiane, comme les deux latérales, par suite de leur concavité inférieure, perdent deux à trois millimètres de largeur, et l'estampage qu'elles subissent réduit sensiblement leur épaisseur, tout en gardant leur solidité.

Toutes les soudures furent faites à l'or fin (or à aurifier).

La fixation des chevilles qui terminent inférieurement la branche médiane et les deux branches latérales fut l'objet d'un soin particulier. Pour éviter, autant que possible, l'inflammation osseuse d'origine traumatique, je pratiquai les trous de pénétration, non pas comme le recommande le Dr Martin avec un foret plat, mais avec un équarissoir bien effilé à son extrémité et qui, à son point d'arrêt, me donna la circonférence exacte de mes chevilles. J'adaptai cet équarissoir au moteur dentaire de White, et je pus obtenir un forage très régulier et sans éclat, parfaitement adapté aux chevilles de fixation. Au moment de sortir le foret, je plaçai dans chaque trou une tige conique dont le bout supérieur, aplati, dépassait d'un centimètre environ le trou de pénétration. Ces trous servent de repaire pour placer les tiges de fixation. Sans cette précaution on risquerait de ne pas retrouver l'orifice du trou de forage à cause de l'hémorrhagie.

Sur cet appareil prothétique, le professeur Forgue, après avoir éprouvé la solidité de fixation, a rabattu un lambeau trifolié, emprunté à la peau de toute la moitié gauche du front et du tiers interne de la moitié droite, qu'il fixa soigneusement par des points de suture à la soie stérilisée.

Pour accuser l'orifice des narines, le bordage fut fait

selon la méthode de Diffenbach, c'est-à-dire le lambeau
destiné à former ses orifices fut retroussé en dedans.

Le malade, pendant toute la durée de l'opération, ne
fut pas soumis à l'anesthésie.

, Le nez, après l'opération, fut très satisfaisant.

La réunion se fit partout rapidement et par première
intention.

Le 12 octobre, c'est-à-dire quarante-deux jours après
l'opération, la physionomie de la cicatrice était très
satisfaisante.

Cet état se maintint pendant quelques mois.

Malheureusement, l'épithélioma, qui avait été d'une
évolution très rapide, et qui avait déjà eu le temps d'en-
vahir les ganglions et probablement de se propager dans
la muqueuse au delà des limites apparentes, présenta
une récidive promptement inopérable. De plus, l'homme
était un épileptique, et il est à redouter que dans une
de ses chutes il ait démoli sa charpente nasale.

M. le professeur Forgue n'a pu obtenir que des ren-
seignements insuffisants à cet égard ; l'homme, paraît-il,
est mort en avril 1893.

Ce cas ne peut donc pas être cité comme un modèle
de stabilité dans les résultats thérapeutiques, dit M. Forgue, mais il mérite d'être rapporté comme un exemple
de restauration parfaite au point de vue esthétique.

Bien que les faits de destruction nasale soient assez
fréquents, les observations de rhinoplastie totale demeu-
rent rares.

En dehors de l'école lyonnaise, les chirurgiens en

restent à cette opinion de défaveur que méritait le résultat des anciennes opérations plastiques.

Grâce à la prothèse immédiate auxiliaire de l'auto-plastie, grâce aux appareils en *platine iridié soudés à l'or fin* qui résiste aux agents de l'oxydation, grâce au forage régulier des trous de fixation, qui permet d'éviter les inflammations traumatiques de l'os consécutives aux éclats que peut produire un forage exécuté avec un foret plat, grâce aux avantages d'une antisepsie rigou-reuse qui garde les lambeaux contre l'infection et la rétraction, on arrive facilement aujourd'hui à reconstituer un nez remplissant les fonctions naturelles de la respiration et du flair, et parfait au point de vue plastique.

Cela nous donne la satisfaction de pouvoir sauver l'existence de tant de pauvres malheureux que la diffor-mité ou la mutilation chirurgicale de la face condamne à la tristesse, à l'isolement, à une éternelle misère et très souvent au suicide.

Comme vous le voyez, Messieurs, cette observation ne fait que confirmer les observations précédentes faites par le Dr Martin et montre impérieusement que, chaque fois qu'il s'agit d'une opération autoplastique du nez, la rhinoplastie, sur appareil prothétique permanent, doit l'emporter sur les pièces postiches, aussi bien faites qu'elles soient.

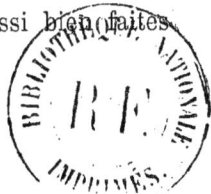

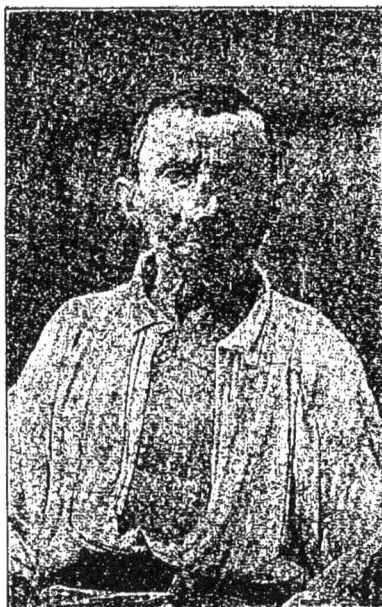

Fig. 1. — Epithélioma nasal. — Avant l'opération.

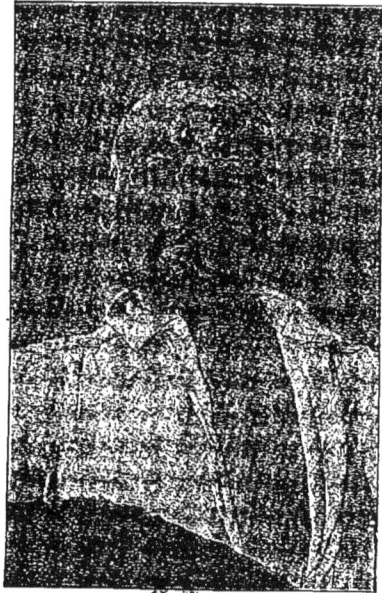

Fig. 2. — État du nez, le lendemain de la rhinoplastie. — Plaie frontale répondant à l'emprunt du lambeau ; deux rouleaux de gaze iodo-formée ont été poussés dans les narines.

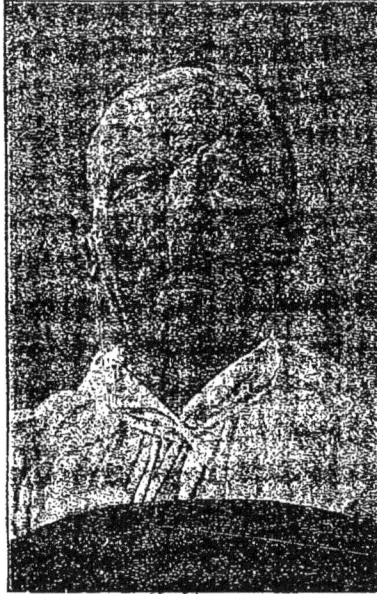

Fig. 3. — État au dix-huitième jour. — La plaie frontale bourgeonne ;
le lambeau s'est rétracté et s'est appliqué à la charpente ; les tam-
ponnements de gaze iodoformée ont été supprimés.

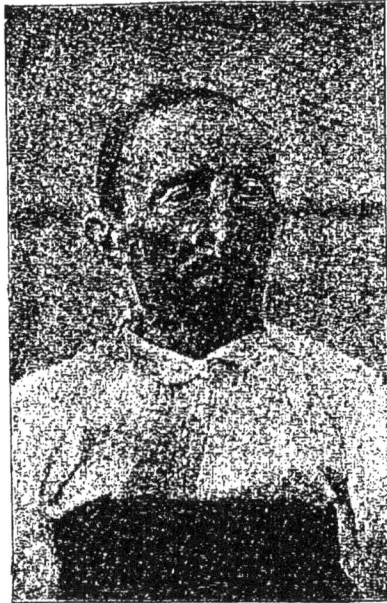

Fig. 4. — État un mois et demi après l'opération. — La plaie frontale a été réparée par des greffes ; le nez est bien modelé sur son cadre ; les narines restent bien ouvertes ; leur ourlet est cicatrisé et leur forme correcte.